Ruchi Gupta
Dipasha Sharma

Inovações recentes nos agentes de capeamento da pasta de papel

Ruchi Gupta
Dipasha Sharma

Inovações recentes nos agentes de capeamento da pasta de papel

ScienciaScripts

Imprint

Any brand names and product names mentioned in this book are subject to trademark, brand or patent protection and are trademarks or registered trademarks of their respective holders. The use of brand names, product names, common names, trade names, product descriptions etc. even without a particular marking in this work is in no way to be construed to mean that such names may be regarded as unrestricted in respect of trademark and brand protection legislation and could thus be used by anyone.

Cover image: www.ingimage.com

This book is a translation from the original published under ISBN 978-620-7-81064-2.

Publisher:
Sciencia Scripts
is a trademark of
Dodo Books Indian Ocean Ltd. and OmniScriptum S.R.L publishing group

120 High Road, East Finchley, London, N2 9ED, United Kingdom
Str. Armeneasca 28/1, office 1, Chisinau MD-2012, Republic of Moldova, Europe
Printed at: see last page
ISBN: 978-620-7-92813-2

ÍNDICE DE CONTEÚDOS

<u>INTRODUÇÃO</u>

A preservação da vitalidade da polpa é um fator crítico na sobrevivência do dente a longo prazo. A vitalidade da polpa dentária pode ser comprometida pela presença de uma lesão cariosa profunda e pelo seu tratamento subsequente; por conseguinte, são recomendadas opções de tratamento destinadas a preservar a vitalidade da polpa. Tradicionalmente, essas lesões são tratadas com a remoção completa (não selectiva) da cárie, mas as evidências emergentes sugerem que o risco de exposição da polpa associado à remoção completa da cárie poderia ser evitado através da adoção de abordagens mais conservadoras de remoção parcial (selectiva) da cárie. Apesar dos avanços na compreensão dos efeitos da remoção selectiva de cáries na gestão de lesões cariosas profundas, as técnicas de remoção não selectiva de cáries continuam a ser comuns. É evidente, a partir destes estudos, que a remoção não selectiva de cáries e a exposição pulpar ainda não são consideradas tratamento excessivo por muitos clínicos, onde a remoção de todas as cáries é prática de rotina. Por conseguinte, a exposição cariosa em lesões profundas é uma ocorrência comum na prática clínica em casos sem sintomas ou com sintomas ligeiros e pode ainda ser inevitável mesmo quando é adoptada uma abordagem de remoção selectiva da cárie. Existem várias opções de tratamento disponíveis para a exposição cariosa, que vão desde os tratamentos conservadores minimamente invasivos da polpa vital (TPV), incluindo o capeamento pulpar direto (CPD), a pulpotomia parcial e completa, até à pulpectomia mais invasiva e ao tratamento do canal radicular. Embora o tratamento do canal radicular seja o tratamento tradicional de eleição para as polpas cariadas, é destrutivo e um procedimento tecnicamente exigente. O DPC é uma estratégia de tratamento mais conservadora, baseada na premissa de que um material biologicamente ativo colocado em contacto direto com a ferida pulpar pode determinar a resposta pulpar e resultar no desenvolvimento de uma ponte reparadora de tecido duro para preservar a vitalidade da polpa.

A necessidade de novos tipos de materiais de inspiração biológica leva a que a introdução de uma composição de ligação biomimética seja uma tarefa clínica e científica essencial. Um dos materiais dentários mais utilizados como material de enchimento e ligação é o hidróxido de cálcio, que tem uma maior eficiência devido às propriedades físico-químicas semelhantes às dos constituintes inorgânicos dos tecidos duros dentários e do osso.[16-18] Os materiais à base de hidroxiapatite regeneraram e substituíram o tecido para modificar a ligação do cimento. O dente restaurado biomimeticamente resulta em deformações e concentrações de tensão, eliminando a sensibilidade e a dor pós-operatória e preservando a vitalidade, uma vez que as bactérias não podem invadir e matar a polpa. A resistência natural à fratura e a flexibilidade de um dente também são melhoradas quando este é hidratado pela polpa vital.

BIOLOGIA DA POLPA: INFECÇÃO, INFLAMAÇÃO E REPARAÇÃO

Ocorreram melhorias significativas no campo da biologia da polpa, e a resposta da polpa ao processo carioso foi investigada em pormenor em vários estudos. A dentina serve como um reservatório de factores de crescimento. As moléculas incluem o fator de transformação beta, o fator de crescimento do nervo e os factores de crescimento semelhantes à insulina, que são libertados em resposta à cárie. Além disso, os cimentos à base de silicato de cálcio (CSCs), como o MTA e o Biodentine, induzem a libertação destes factores que modulam a inflamação e impulsionam o processo de reparação, estimulando o recrutamento de células semelhantes a odontoblastos com capacidade de formação de tecido duro. O papel dos fibroblastos, que são abundantes na polpa dos dentes de adultos, em particular, é em resposta à inflamação, tendo sido demonstrado que estas células matam as bactérias, tanto direta como indiretamente, através da ativação de proteínas do complemento, tais como C5a e C3b, que modulam a atividade fagocítica dos macrófagos. Portanto, a resposta inflamatória é multifatorial e envolve o tecido pulpar e os fatores de crescimento fossilizados na dentina. Os processos biológicos de cicatrização pulpar envolvem infeção, inflamação e reparação. O controlo da infeção pulpar é a chave para o sucesso da TPV de dentes com pulpite irreversível. O objetivo é remover o tecido pulpar infetado para controlar a inflamação, permitindo assim a reparação. É importante diferenciar entre infeção e inflamação. A infeção está sempre associada à inflamação, mas o inverso não é verdadeiro. O tecido pulpar com inflamação irreversível causada por infeção bacteriana não é capaz de cicatrizar se a maioria das bactérias não for eliminada.[20]

A associação entre inflamação, infeção e cicatrização pulpar foi demonstrada por Kakehashi et al. em 1965, onde foi demonstrado que o tecido vital e a formação de pontes calcificadas ocorriam em ratos sem germes, ao contrário da necrose pulpar em ratos de laboratório convencionais num habitat não esterilizado. Se a etiologia da inflamação for eliminada, a ação da gangorra muda para favorecer a cicatrização da ferida. A inflamação fornece muitos elementos necessários, tais como suportes, factores de crescimento, citocinas, quimiocinas, macrófagos e células estaminais/progenitoras que são necessários para a cicatrização de feridas. De facto, a inflamação é a primeira fase da cicatrização de feridas e é um pré-requisito para a cicatrização e regeneração da polpa.

<u>**TESTE DE SENSIBILIDADE DA POLPA E AVALIAÇÃO RADIOGRÁFICA**</u>

Os testes de sensibilidade (térmico e elétrico) atualmente utilizados não avaliam diretamente a vascularização da polpa, mas sim o seu suprimento neural. O teste a frio continua a ser considerado o teste mais válido para a identificação de polpas necróticas, pelo que continua a ser essencial antes de qualquer tentativa de procedimento operatório em dentes com lesões cariosas profundas ou lesões cariosas que exponham a polpa. Outra parte essencial do diagnóstico pulpar é o exame radiográfico. A radiografia periapical é essencial para a avaliação da profundidade da cárie, bem como da saúde periapical. Tradicionalmente, qualquer dente com uma lesão radiográfica era considerado como não vital. No entanto, tem sido relatado, através de investigações de biópsias de polpas, que a necrose pode ser limitada a apenas porções específicas da polpa e a necrose total da polpa não é um pré-requisito para o aparecimento de uma lesão periapical. O infiltrado inflamatório periapical e o aumento do número de osteoclastos levam à destruição óssea e, portanto, o aparecimento de uma lesão radiográfica pode ocorrer antes da necrose total da polpa.

PLANEAMENTO DO TRATAMENTO DA EXPOSIÇÃO DA POLPA CARIADA

O planeamento do tratamento é um processo subjetivo e depende do conhecimento, da competência e da experiência do clínico. Além disso, o processo de tomada de decisão é limitado pela incapacidade de avaliar o estado inflamatório da polpa e, por isso, os métodos tradicionais (TCR) são frequentemente preferidos às técnicas de TPV. Apesar do facto de a TCR realizada em dentes com polpas vitais ter uma elevada taxa de sucesso quando realizada com um padrão técnico adequado e em condições assépticas, 35 estudos transversais documentaram que a qualidade técnica inadequada da TCR varia entre 30% e 60% em todo o mundo. Os procedimentos tecnicamente menos exigentes associados à TPV tornam a sua adoção uma alternativa atraente à TCR. Atualmente, os clínicos fazem uma estimativa informada sobre o estado histológico da polpa a partir dos sinais e sintomas clínicos pré-operatórios, dos testes de sensibilidade e do exame radiográfico. Além disso, o exame clínico intra-operatório a partir da avaliação direta da polpa sob ampliação também é importante para o diagnóstico do estado da polpa. Com base nos achados histo-bacteriológicos do estado da polpa sob uma exposição cariosa em dentes com sintomas de pulpite irreversível, as recomendações actuais consideram o capeamento pulpar direto e indireto um tratamento inaceitável nesses dentes, porque a inflamação e a invasão bacteriana se estenderam ao tecido pulpar. A remoção da cárie não será suficiente para promover a cicatrização, sendo necessária a remoção parcial ou total do tecido pulpar infetado através de pulpotomia.

MATERIAIS UTILIZADOS

HIDRÓXIDO DE CÁLCIO

O hidróxido de cálcio é um material de revestimento da pasta de papel muito utilizado há muitos anos. Trata-se de uma substância branca, inodora e alcalina que é preparada através da combinação de óxido de cálcio (cal viva) com água. Em medicina dentária, o hidróxido de cálcio é utilizado como material de capeamento pulpar direto devido à sua excelente biocompatibilidade e propriedades antimicrobianas. Quando aplicado a uma polpa exposta, pode estimular a formação de uma ponte de dentina, ajudando a proteger a polpa e a promover a cicatrização. O hidróxido de cálcio tem várias propriedades benéficas, incluindo atividade antimicrobiana, alcalinidade e a capacidade de estimular a formação de dentina reparadora. É normalmente utilizado em casos de pequenas exposições pulpares, lesões de cárie e lesões traumáticas. Os materiais de capeamento pulpar de hidróxido de cálcio estão disponíveis sob a forma de pó e componentes líquidos, e sistemas de 2 pastas.[25] O pó é composto por óxido de cálcio (CaO) e pode conter outros ingredientes, tais como óxido de zinco, óxido de magnésio e sulfato de bário. O componente líquido é geralmente água destilada ou solução salina. Quando misturados, os componentes em pó e líquido formam uma consistência pastosa. O sistema de 2 pastas de hidróxido de cálcio mais utilizado é o Dycal (Dentsply Sirona), que consiste numa pasta base e numa pasta catalisadora. A pasta base contém normalmente hidróxido de cálcio, óxido de zinco, éster de ácido gordo polimérico, sulfato de bário e dióxido de titânio. A pasta catalisadora contém p-toluenossulfonato de dimetilamónio, 4-hidroxibenzoato de metilo e hidroxipropilcelulose. A formulação de materiais de revestimento de pasta de hidróxido de cálcio foi recentemente melhorada. Por exemplo, o hidróxido de cálcio pode ser combinado com outros materiais, como materiais à base de resina e nanohidroxiapatite, para melhorar as suas propriedades físicas e biológicas. A adição de antibióticos ou outros agentes antimicrobianos ao material pode também melhorar as suas propriedades antibacterianas. O hidróxido de cálcio é um agente de capeamento pulpar eficaz que pode promover a formação de pontes de dentina e estimular a dentinogénese reparadora, que é fundamental para manter a vitalidade da polpa dentária. Embora tenha uma resistência à compressão e flexão, adesão e resistência ao desgaste relativamente baixas, estas propriedades não são tão importantes para a sua utilização no capeamento pulpar como as suas propriedades biológicas. O material também pode apresentar propriedades antibacterianas e tem uma baixa citotoxicidade, o que aumenta ainda mais a sua eficácia como agente de capeamento da polpa. No entanto, a escolha do produto específico de hidróxido de cálcio deve ter em conta a sua composição, formulação e indicações clínicas para alcançar o resultado pretendido. Recomenda-se sempre a consulta de um profissional de medicina dentária para obter recomendações de tratamento específicas.

Durante muitos anos, foram utilizados na prática clínica materiais convencionais ou modificados com resina à base de hidróxido/óxido de cálcio, como o Dycal (desde 1962), o Life (desde 1979) e o Calxyl (desde 1988). Outros biomateriais, como o Lime-Lite, têm sido propostos como agentes de capeamento da polpa devido à sua capacidade de libertar iões Ca e OH.

Mecanismo de ação do hidróxido de cálcio :

Pode ser induzida uma barreira calcificada quando o hidróxido de cálcio é utilizado como agente de capeamento pulpar ou colocado no canal radicular em contacto com tecido pulpar ou periodontal saudável.

DYCAL

O Dycal Calcium Hydroxide Liner é um material de dois componentes, de presa rígida e autopolimerizável, concebido para utilização em capeamentos pulpares directos e indirectos e como revestimento protetor sob adesivos dentários, vernizes, materiais de obturação, cimentos e outros materiais de base. Não inibe a polimerização de restaurações de acrílico e compósito. Dycal contém pasta Liner Base: éster dissalicilado de 1,3, butilenoglicol; fosfato de cálcio; tungstato de cálcio; óxido de zinco; óxido de ferro e a sua pasta Catalyst: hidróxido de cálcio; etil toluenossulfonamida; esterato de zinco; dióxido de titânio; óxido de zinco; óxido de ferro. As indicações para Dycal são: Aplicação no tecido pulpar vital exposto (capeamento pulpar direto) e aplicação na dentina como barreira protetora entre os materiais de restauração e a dentina vital profunda (capeamento pulpar indireto) ou quando não se pretende o contacto da dentina com o material de restauração.

CALXYL

Os procedimentos endodônticos regenerativos são definidos como "procedimentos de base biológica destinados a substituir estruturas danificadas, incluindo a dentina e as estruturas radiculares, bem como as células do complexo polpa-dentina". A história dos REPs pode ser rastreada até 1952, quando o Dr. Hermann publicou um relato de caso de uma polpa dentária vital-amputada coberta com Calxyl. O Dr. Herman foi um pioneiro na preservação do tecido pulpar após amputação. Durante os últimos 70 anos, devido aos avanços nos biomateriais biocompatíveis, como a utilização generalizada do agregado de trióxido mineral (MTA) para preservar a vitalidade dos tecidos pulpares, juntamente com melhores instrumentos de desbridamento e instrumentação dos canais radiculares e a utilização de tecnologias melhoradas de visualização radiográfica dos canais radiculares para avaliar com maior precisão e de forma não invasiva a cicatrização dos tecidos regenerados, os REP evoluíram gradualmente para incorporar elementos de outros tratamentos endodônticos. Ou, em alguns locais, para os substituir, tais como o capeamento pulpar direto, a pulpotomia parcial, a apexificação, a apexogénese e a revascularização pulpar, para serem utilizados no IPT para continuar o desenvolvimento radicular, como alternativa à apexificação.

Vários estudos clínicos e pré-clínicos demonstraram que pode ser possível limitar a necrose pulpar causada por traumatismos amputando a polpa não vital e deixando a polpa vital remanescente a cicatrizar, removendo a polpa necrótica e revascularizando o espaço do canal radicular para criar tecido pulpar de substituição, ou utilizando estruturas de engenharia de tecidos e células estaminais para regenerar uma polpa dentária no espaço do canal radicular. Para além de mostrar a regeneração de novo tecido pulpar, também pode ser possível que as lesões periapicais cicatrizem e continuem o desenvolvimento da raiz para reforçar as paredes dentinárias do canal radicular. No entanto, podem existir variações substanciais entre as actuais directrizes das REPs e os procedimentos clínicos reais utilizados por diferentes dentistas. A maioria dos relatos de casos mostrou que as REPs têm resultados clínicos favoráveis, mas a quantidade de resultados favoráveis para diferentes REPs provou ser controversa.

<u>AGREGADO DE TRIÓXIDO MINERAL (MTA)</u>

Os materiais à base de silicato de cálcio ganharam uma popularidade significativa nos últimos anos devido às suas semelhanças com o agregado de trióxido mineral (MTA) e à sua vasta gama de aplicações em medicina dentária (Prati e Gandolfi, 2015). Um material de silicato de cálcio disponível comercialmente é o "Biodentine", que foi introduzido em 2009 como um material de substituição de dentina (Rajasekharan et al., 2014). O Biodentine apresenta excelentes propriedades para vários procedimentos dentários, incluindo reparação endodôntica (como perfurações radiculares, apexificação, lesões de reabsorção e obturação retrógrada em cirurgia endodôntica), capeamento pulpar e como material de substituição de dentina em dentisteria restauradora (Rajasekharan et al., 2014). Além disso, pode ser utilizado como agente de pulpotomia tanto em dentes decíduos como em dentes permanentes. O Biodentine é formulado utilizando a tecnologia de cimento à base de MTA, o que levou a melhorias nas suas qualidades físicas e propriedades de manuseamento (Kaur et al., 2017).

A preservação da vitalidade do dente é de importância primordial durante terapias como o capeamento pulpar direto e a pulpotomia, que promovem a formação de dentina terciária e a cicatrização dos cotos pulpares. Procedimentos como a apexogénese e a apexificação também estimulam a formação de dentina e osso para o crescimento e encerramento da raiz. O agregado de trióxido mineral convencional (MTA) tem boas propriedades biocompatíveis e físicas, como um tempo de presa mais longo, a presença de um componente citotóxico, ou seja, aluminato tricálcico (TCA), resistência à compressão moderada e atividade antimicrobiana moderada. A eliminação do TCA e a adição de componentes antibacterianos melhoraria as propriedades do cimento.

MTA ANGELUS

Os cimentos Portland, vulgarmente designados por cimento de agregado de trióxido mineral (MTA Angelus), são materiais de silicato de cálcio terapêuticos e de reparação endodôntica introduzidos inicialmente como cimento cinzento. Promove a proliferação/diferenciação de células da polpa dentária humana e apresenta uma atividade condutora de tecido calcificado com a capacidade de incentivar a formação de novo tecido duro em termos de desenvolvimento de pontes de dentina sobre a polpa exposta. Em comparação com os materiais de hidróxido de cálcio, o MTA tem uma interação melhorada com o tecido pulpar dentário, com menos inflamação da polpa e necrose limitada do tecido pulpar. Apresenta-se sob a forma de pó e líquido, contendo óxido de potássio, óxido de alumínio, óxido de sódio, óxido de ferro, trióxido de enxofre, óxido de cálcio, óxido de bismuto, óxido de magnésio, sulfato de potássio, sulfato de sódio e sílica em pó. E o líquido contém água destilada.

<u>MTA PLUS</u>

Como mostra o estudo, o óxido de bismuto ($Bi\,O_{23}$), um agente radiopacificador contido na maioria dos cimentos à base de MTA, como o MTA Plus (Gandolfi *et al*. <u>2014</u>), desempenha um papel crucial nos processos de hidratação dos silicatos de cálcio (Camilleri <u>2008</u>), bem como na potencial descoloração dos dentes, especialmente quando em contacto com hipoclorito de sódio (Camilleri <u>2014</u>). O MTA Plus apresentou valores elevados de porosidade aberta e solubilidade.

A pasta acabada de misturar apresentava uma superfície onde ainda se notavam os grânulos de pó e exibia um aumento de C e o aparecimento de azoto (N), proveniente da fase orgânica do gel de mistura. Após imersão em HBSS, observou-se um revestimento de pequenos esferulitos na superfície; o EDX detectou sódio (Na), magnésio (Mg), fósforo (P), cloro (Cl) e uma diminuição acentuada de Si e Bi (indetetável). A relação atómica Ca/P era de 2,48 após 28 dias.

O MTA PLUS contém um pó fino de silicato tricálcico (alite), silicato dicálcico (belite) e sulfato de cálcio (como anidrite). No entanto, o óxido de bismuto está presente no MTA Plus, tal como confirmado por Gandolfi *et al*. O pó continha uma pequena quantidade de calcite, provavelmente devido a uma certa hidratação durante o armazenamento que leva à formação de hidróxido de cálcio, que forma carbonato de cálcio quando exposto ao ar. A exposição à humidade anteriormente referida (Taddei *et al*. <u>2011</u>) explica igualmente a presença de gesso no MTA Plus (formado após a hidratação da anidrite ou do hemihidrato). O seu pH alcalino promove a atividade antibacteriana. O MTA Plus era composto por calcite (componente principal) e apresentava uma apatite detetável mais elevada por espetroscopia micro-Raman, com uma relação Ca/P mais baixa. O MTA Plus tem um tempo de presa final significativamente mais curto do que o NeoMTA Plus (55 min vs. 315 min).

NEO MTA PLUS

Um material biocerâmico recente foi introduzido no mercado dentário, nomeadamente o Neo MTA Plus (NMP; Avalon Biomed Inc., Bradenton, Florida, EUA), que é considerado um possível substituto do MTA para o procedimento de capeamento pulpar (Tomas Catalaet al., 2018). O NMP consiste num pó fino de silicato de cálcio e gel misturado para formar uma consistência semelhante a uma massa para melhorar as características de manuseamento (Avalon Biomed, 2015). Não provoca a descoloração dos dentes, para além da sua capacidade de selagem favorável (Tran et al., 2016) e radiopacidade adequada (Camilleri, 2015). Os iões de cálcio libertados pelo NMP reagem com os iões de fosfato dos fluidos tecidulares circundantes, resultando na deposição de uma camada de fosfato de cálcio capaz de selar os espaços vazios abertos. Foi demonstrado que a NMP aumenta a atividade da fosfatase alcalina (ALP) em células humanas semelhantes a osteoblastos. A ALP é uma enzima expressa durante a maturação inicial dos osteoblastos, permitindo estimar as propriedades bioactivas dos materiais dentários e a sua capacidade de melhorar a cicatrização com a produção de tecido mineralizado. Em um ensaio de vermelho de Ali zarin, o NMP também induziu mais nódulos mineralizados do que o MTA e o cimento experimental de silicato tricálcico TSC/Ta2O5 com óxido de tântalo (Tanomaru-Filhoetal.,2017a). Sibonietal (2017) observou uma libertação contínua e prolongada de iões de cálcio durante 28 dias a partir do NMP, que tem sido descrito como um fator primário de melhoria da regeneração tecidual, que irá promover a bioatividade e biocompatibilidade do material (PratiandGandolfi,2015). O NMP utilizado como agente de capeamento pulpar induziu a formação completa de pontes de dentina sem inflamação pulpar.

ProRoot MTA

O ProRoot MTA apresentou valores de absorção de corantes comparáveis aos dos outros materiais. A propriedade excelente e única do MTA é a sua capacidade de promover a regeneração do cemento, facilitando assim a regeneração do aparelho periodontal. Foi relatada uma maior proliferação de fibroblastos PDL no MTA, em comparação com outros materiais de preenchimento de extremidades radiculares. Verificou-se que a presença de humidade nas perfurações durante a colocação do MTA aumenta a sua adaptação às paredes da perfuração.

RetroMTA

Foi recentemente introduzido um novo material RetroMTA (BioMTA, Seul, Coreia), que é uma mistura de pós hidrofílicos que não são derivados do cimento Portland. É constituído por carbonato de cálcio, dióxido de silício, óxido de alumínio, zircónia hidráulica de cálcio e tem um tempo de presa inicial de apenas 150 segundos. Por isso, é recomendado como material de reparação de furca. O RetroMTA é um material biocerâmico hidráulico recentemente formulado para aplicação na reparação de perfurações e na terapia da polpa vital. Trata-se de um pó constituído por partículas finas e hidrofílicas que se fixam na presença de água. Afirma-se que tem um tempo de presa comparativamente mais curto do que o ProRoot MTA, boas propriedades de manuseamento, ausência de toxicidade celular, reação de presa iniciada pela humidade, ausência de metais pesados e maior resistência à lavagem do que o ProRoot MTA. Assim, este novo material bioativo RetroMTA foi considerado como um dos selantes de perfuração de furca em comparação com o MTA. No entanto, este RetroMTA apresentou valores de absorção de corante mais elevados do que o MTA.

BIODENTINO

Como resposta às desvantagens do MTA, foi lançado em 2011 um novo cimento à base de silicato tricálcico, o Biodentine (Septodont, França). Afirma-se que este biomaterial relativamente novo possui propriedades semelhantes às do MTA e está atualmente a ser explorado para procedimentos de terapia pulpar vital. O BD foi concebido como um substituto de dentina permanente e biocompatível que pode ser aplicado numa sessão para a restauração final com compósito com a técnica de sanduíche ou em todo o volume da cavidade para um período de observação antes da restauração final. O fabricante indica que o tempo de presa é entre 9 e 12 minutos; no entanto, provou-se que a presa final ocorre após 45 minutos.

A BD está disponível sob a forma de uma cápsula que contém um pó composto por silicato tricálcico, silicato dicálcico, óxido de zircónio, carbonato de cálcio, óxido de cálcio e óxido de ferro. Uma única cápsula contendo 0,7 g de pó é misturada durante 30 s num dispositivo de mistura a uma velocidade de 4000-4200 rpm com exatamente cinco gotas de líquido contendo cloreto de cálcio, que actua como acelerador; um polímero hidrossolúvel que funciona como agente redutor de água; e água. O acelerador de presa melhora as suas propriedades de manuseamento e resistência e atenua o risco de perda parcial de material e alteração da interface quando comparado com o MTA. No que diz respeito às desvantagens do material, a radiopacidade é significativamente inferior à do MTA Angelus, apesar da presença de óxido de zircónio. A radiopacidade também diminui gradualmente com o tempo, o que causa dificuldades nas observações radiográficas a longo prazo.

As interacções da BD com os tecidos duros e moles, tanto no procedimento de capeamento direto como indireto, conduzem a um selamento marginal e proporcionam proteção à polpa subjacente, induzindo a síntese de dentina terciária e a remineralização. Com base na libertação de iões de cálcio (Ca^{2+}) e de hidróxido (OH^-) do material, pode concluir-se que os materiais de silicato tricálcico, como a BD, podem ser preferíveis para IPC.

O selamento marginal é proporcionado pela retenção micromecânica devido à penetração do Biodentine nos túbulos dentinários, formando estruturas semelhantes a etiquetas, e apresenta uma resistência de união à dentina semelhante à do MTA (ProRoot MTA). No entanto, estes resultados são inconsistentes com os resultados de outros estudos que sugerem que a Biodentine é superior ao MTA em termos de capacidade de selamento.

Quando comparada com o MTA, a melhoria das propriedades da BD, como o tempo de presa, as qualidades mecânicas e a coesividade inicial, levou a um alargamento do leque de aplicações, incluindo a reparação endodôntica e a terapia pulpar vital. Devido às suas vantagens, a BD tornou-se recentemente um agente preferível para procedimentos de capeamento pulpar direto e indireto. O Biodentine, comparado com o anterior padrão dourado $Ca(OH)_2$, é mecanicamente mais forte, menos solúvel e produz um selamento mais apertado.

CIMENTOS DE SILICATO DE CÁLCIO

As reacções dos tecidos contra os cimentos de silicato de cálcio começam antes da presa do material e continuam até à reparação completa dos tecidos. As reacções iniciais são desencadeadas pela hidratação do silicato de di e tri-cálcio, favorecendo a dissolução de iões do material anidro. Neste primeiro passo, ocorre a formação de silicato de cálcio hidratado e hidróxido de cálcio, resultando na cristalização dos hidratos que determina a resistência do material. Esta hidratação pode ocorrer através do contacto com água ou líquidos que contenham água, como o fluido dos tecidos vivos. A partir da formação do hidróxido de cálcio e da sua dissociação, há uma libertação contínua de iões de cálcio e hidroxilo, proporcionando um ambiente alcalino propício à formação de tecido mineralizado. O meio alcalino proporciona um ambiente desfavorável ao crescimento bacteriano, resultando na atividade antimicrobiana deste material. Além disso, esta alcalinidade promove danos moderados nos tecidos através da desnaturação de proteínas, activando assim a fosfatase alcalina, uma enzima que estimula a libertação de fosfato inorgânico a partir de ésteres de fosfato. A fosfatase alcalina actua separando os ésteres fosfóricos e libertando iões fosfato. Os iões de cálcio reagem com os iões de fosfato livres, resultando na formação de fosfato de cálcio, o principal componente da hidroxiapatite. Estas estruturas cristalinas de fosfato de cálcio funcionam como a matriz inicial para a mineralização. Os iões de cálcio também reagem com o dióxido de carbono presente no tecido, formando um precipitado, o carbonato de cálcio, ou calcite granulada. No tecido conjuntivo, é possível visualizar essas granulações, pois elas são birrefringentes à luz polarizada. Adjacente às granulações, a fibronectina começa a acumular-se, levando à formação de calcificações distróficas. Portanto, os iões de cálcio também participam na sinalização celular para a proliferação celular e para a produção de proteínas que participam no processo de mineralização.

Durante o processo de reparação tecidular promovido pelos cimentos de silicato de cálcio, tal como descrito anteriormente e à semelhança da resposta ao hidróxido de cálcio, é possível distinguir 5 zonas distintas:

1. Zona de necrose por coagulação, correspondente à zona de desnaturação proteica;

2. Zona granular superficial, composta por granulações mais robustas de carbonato de cálcio;

3. Zona granular profunda, composta por granulações de sais de cálcio e uma área de calcificações distróficas;

4. Zona de proliferação celular, composta por células jovens em atividade;

5. Zona de tecido reparado ou normal.

BIOCERÂMICA PRÉ-MISTURADA

Nos últimos 50 anos, as biocerâmicas têm sido amplamente utilizadas nas ciências médicas para a substituição de articulações, tecidos ósseos, válvulas cardíacas e substituição coclear. Na medicina dentária, estes materiais foram introduzidos pelas suas propriedades odontogénicas/osteogénicas. As biocerâmicas são materiais quimicamente estáveis, inorgânicos e biocompatíveis. As biocerâmicas podem ser divididas em:

1. Bioinertes - Que não são interactivos com os sistemas biológicos, por exemplo, alumina e zircónia

2. Bioativo - Que apresenta interacções interfaciais com tecidos adjacentes; por exemplo, vidro bioativo e vitrocerâmica

3. Biodegradáveis - Que acabam por substituir ou incorporar-se nos tecidos, por exemplo, os silicatos de cálcio.

Os materiais à base de silicato de cálcio consistem principalmente em silicato dicálcico, tricálcico ou tetracálcico, sendo o processo de hidratação o mecanismo básico de fixação. As novas biocerâmicas pré-misturadas consistem em "silicatos de cálcio, óxido de zircónio, óxido de tântalo, fosfato de cálcio monobásico e cargas". Apresentam propriedades mecânicas e biológicas superiores. São materiais prontos a utilizar, com propriedades de manuseamento superiores. As biocerâmicas pré-misturadas são de natureza hidrofílica e necessitam da humidade dos tecidos adjacentes para assentar. São classificadas com base na sua consistência, tendo todas uma composição semelhante.

1. Forma da seringa
2. Forma de massa de vidraceiro
3. Forma de betume de secagem rápida.

VANTAGENS DA BIOCERÂMICA PRÉ-MISTURADA

Produto pré-misturado, portanto pronto a utilizar, sem necessidade de misturar e manipular, evitando erros do operador

1. Os materiais pré-misturados têm a vantagem de uma consistência homogénea
2. Apenas a quantidade necessária de material pode ser dispensada, evitando assim o desperdício de material
3. Sem contaminação cruzada
4. Entrega fácil em áreas não acessíveis
5. Características de manuseamento superiores
6. Facilmente condensável
7. Não são sensíveis à humidade e à contaminação do sangue e, consequentemente, são menos sensíveis à técnica
8. Quando endurecem, tornam-se duras e expandem-se ligeiramente, proporcionando uma vedação superior a longo prazo.

LC TERACAL

TheraCal LC (Bisco, Schaumburg, IL, EUA) foi introduzido em 2011 para ultrapassar a fraca adesão dos CSMs às resinas em restaurações finais. O TheraCal LC é um material fotopolimerizável à base de silicato de cálcio concebido como um material de capeamento pulpar direto e indireto que facilita a colocação imediata da restauração final.

A capacidade de um material para remineralizar a estrutura do dente está associada à fórmula da resina TheraCal LC que possui propriedades de libertação de iões de cálcio e hidróxido. A biodisponibilidade dos iões de cálcio libertados pelo TheraCal LC provou estar na gama de concentrações para uma potencial atividade estimuladora da polpa dentária e dos odontoblastos, embora ainda significativamente mais baixa do que no caso do Biodentine. O processo de hidratação do Theracal LC foi considerado incompleto devido à limitada difusão de humidade dentro do material. Assim, não é produzido hidróxido de cálcio e regista-se uma menor lixiviação de iões de cálcio, resultando num potencial de remineralização inferior ao do Biodentine. A ausência de hidróxido de cálcio no conjunto TheraCal LC sugere que os iões de cálcio libertados deste material não estão na forma de hidróxido. Assim, pode concluir-se que a presença de uma matriz de resina modifica o mecanismo de presa e a cinética dos iões de cálcio do TheraCal LC, resultando numa menor capacidade de libertação de cálcio. O estudo in vitro relatou que os CSMs (Biodentine, ProRoot MTA) induziram a remineralização da dentina artificialmente desmineralizada a uma velocidade e intensidade definitivamente mais elevadas do que o TheraCal LC.

O material sela o local de capeamento pulpar apesar do contacto com fluidos dentinários ou pulpares, uma vez que a sua solubilidade é inferior à do ProRoot MTA,

MTA Angelus e Biodentine. Adicionalmente, os fluidos dentinários desempenham um papel crucial na libertação de iões de cálcio e hidróxido que suportam a capacidade de selamento da apatite induzida. O TheraCal LC exibiu uma capacidade de selamento superior e uma microinfiltração interfacial comparável ao MTA e ao Biodentine, mostrando um melhor desempenho global.

A falta de citotoxicidade e a biocompatibilidade são os factores significativos referentes aos agentes de capeamento pulpar que afectam diretamente o resultado clínico. Com base na avaliação das respostas pulpares em casos de pulpotomia parcial em cães, a ponte dentinária completa foi observada apenas em 33% dos espécimes. Verificou-se que o TheraCal LC produziu as respostas pulpares menos favoráveis em comparação com o ProRoot MTA e o RetroMTA. No geral, a investigação relatou que os espécimes TheraCal tinham uma formação de barreira calcária de qualidade inferior, inflamação extensa e formação de camada odontoblástica menos favorável. Estes resultados foram atribuídos à presença do monómero acrílico Bis-GMA no material. No entanto, deve ser notado que o Bis-GMA não foi detectado, apesar de estar listado na folha de dados de segurança fornecida pelo fornecedor. A presença de resina no agente de capeamento pulpar, que pode permanecer não polimerizada, está frequentemente associada a reacções pulpares adversas que conduzem à toxicidade e inflamação da polpa. O estudo concebido para investigar as consequências da adição de resinas aos silicatos tricálcicos através de uma análise comparativa mostrou que o TheraCal é tóxico para os fibroblastos da polpa e tem um efeito inflamatório mais elevado e um potencial bioativo mais baixo do que o Biodentine. Estes resultados coincidem com outro estudo que relatou que a capacidade reparadora do TheraCal LC é inferior à do Biodentine. Os resultados do TheraCal LC mostraram a formação de pontes de dentina com inflamação crónica ligeira, espessura reduzida da ponte de dentina e um score inflamatório mais elevado, o que pode ser atribuído às propriedades de hidratação do TheraCal LC. Para além disso, apesar de a fotopolimerização do TheraCal LC estar associada a uma baixa geração de calor, ainda pode potencialmente induzir efeitos pulpares adversos quando usado em procedimentos de capeamento pulpar.

O TheraCal LC apresenta valores de resistência de união mais elevados do que o Biodentine quando colocado com cimento compósito ou de ionómero de vidro. Para melhorar a SBS, recomenda-se a utilização de adesivos E&R quando se colocam restaurações de compósito sobre TheraCal LC.

Apesar de uma bioatividade suficiente, propriedades de manuseamento superiores e qualidade superior de ligação com a restauração final sobreposta poderem justificar a utilização do TheraCal LC como agente de IPC, são necessários mais estudos in vitro e in vivo. Para além disso, o TheraCal não pode ser recomendado para DPC.

ENDOCEM-Zr

Ao longo dos tempos, têm sido utilizados vários materiais para o capeamento da pasta de papel. Entre estes, o agregado de trióxido mineral (MTA) provou ser um material de capeamento pulpar fiável. No entanto, as desvantagens do MTA incluem o seu longo tempo de presa, a baixa resistência à lavagem e o potencial de descoloração dos dentes. Para contrariar estas desvantagens, foi desenvolvido o ENDOCEM-Zr (Maruchi, Wonju, Coreia), um cimento pozolânico derivado do MTA. Os principais componentes do MTA e do ENDOCEM são muito semelhantes, uma vez que ambos contêm óxidos de cálcio, silício e alumínio. No entanto, o radiopacificador do MTA, ou seja, o óxido de bismuto, foi substituído pelo óxido de zircónio no ENDOCEM-Zr.

O ENDOCEM foi introduzido como material de reparação e enchimento retrógrado, mas foram efectuados poucos estudos para avaliar a mineralização e a biocompatibilidade do cimento, o que permitiu determinar se pode ser utilizado para o capeamento pulpar. Como agente de capeamento pulpar direto, o ENDOCEM não mostrou qualquer diferença significativa em comparação com o MTA.

Foi necessário menos tempo para a presa do ENDOCEM-Zr em comparação com o MTA. Li *et al.*, em 2013, afirmaram que a adição de partículas nanométricas de óxido de zircónio acelera a reação de presa do cimento Portland, reduzindo assim o tempo de presa. Esta diminuição do tempo de presa do ENDOCEM-Zr® leva a um aumento da resistência do material durante a fase inicial e a uma maior resistência à lavagem. O ENDOCEM-Zr é igualmente eficaz no IPC e tem um tempo de presa mais rápido e sem descoloração.

<u>MELATONINA</u>

A melatonina desempenha um papel essencial na regulação do crescimento ósseo. As acções que a melatonina exerce sobre os odontoblastos podem ser semelhantes à sua ação sobre os osteoblastos. A resposta da polpa à melatonina utilizada para o capeamento direto da polpa para avaliar o efeito antioxidante da melatonina administrada por via oral e a sua influência na polpa dentária. A melatonina (N-acetil-5-metoxi-triptamina) é uma hormona pleiotrópica sintetizada na glândula pineal que possui importantes propriedades cronobióticas. A melatonina actua através de receptores de membrana acoplados à proteína G de alta afinidade. Até à data, foram identificados três subtipos diferentes de receptores nos mamíferos: MT1 (Mel 1a) e MT2 (Mel 1b), e um sítio de ligação putativo denominado MT3. A sua ação é exercida através de receptores nucleares pertencentes à família RZR/ROR. Para estas acções, foram identificados os receptores nucleares da melatonina nos órgãos periféricos e nas células do sistema nervoso central.

Alguns estudos sugerem que a melatonina pode desempenhar um papel essencial na regulação do crescimento ósseo, promovendo a diferenciação dos osteoblastos e estimulando a formação de matriz mineralizada. A melatonina não só promove a regeneração óssea, como também parece prevenir a reabsorção óssea através de vários mecanismos que incluem a diferenciação dos osteoblastos e um aumento da atividade osteoblástica, bem como uma redução da diferenciação e atividade dos osteoclastos, juntamente com um aumento da expressão da osteoprotegerina e a neutralização dos radicais livres responsáveis pela reabsorção óssea.

A melatonina pode desempenhar um papel na proteção da cavidade oral e a sua utilização em doenças orais, como a colocação de implantes ou a periodontite, foi estudada por vários grupos, a maioria dos quais com resultados favoráveis. No entanto, pouco se sabe sobre os efeitos da melatonina no crescimento e desenvolvimento dos dentes. Evidências emergentes sugerem que os genes do relógio, uma família de genes que controlam as funções circadianas no nosso corpo, também regulam a formação do esmalte e da dentina.

A melatonina pode reduzir os níveis de stress oxidativo. O stress oxidativo é definido como uma perturbação do equilíbrio entre as espécies pró-oxidantes e as espécies antioxidantes, a favor das primeiras, o que implica a geração de espécies reactivas de oxigénio (O_2 , H O_{22} , OH^-), de espécies reactivas de nitroxilo (peroxinitrito) e de produtos de degradação da peroxidação lipídica (peróxidos lipídicos, malondialdeído, isoprostanos), que são utilizados para medir os níveis de stress oxidativo. Foram utilizados vários agentes antioxidantes com o objetivo de desequilibrar o equilíbrio de oxidação e aumentar a capacidade dos sistemas biológicos para desintoxicar rapidamente as espécies reactivas oxidantes e prevenir ou reparar os danos resultantes.

A melatonina misturada com amido de milho não tem apresentado dificuldades porque tem mais plasticidade do que o MTA, embora tenha uma consistência regular e seja mais barata do que o MTA. Tanto quanto sabemos, o possível efeito deste material no tecido da polpa vital não foi previamente testado. Embora não tenha sido encontrada nenhuma evidência específica, pode ser colocada a hipótese de que o mecanismo de ação da melatonina nos dentes e nos odontoblastos possa ser o mesmo que a sua ação nos osteoblastos do osso. A comprovada ação anti-inflamatória da melatonina incentivou o seu emprego como agente capeador pulpar no presente estudo. Por essas razões, o presente estudo teve como objetivo investigar histopatologicamente a resposta da polpa dentária de molares de ratos à melatonina e ao MTA. O estudo também avaliou a influência da melatonina, quando administrada por via oral, nos efeitos dos dois materiais de estudo e no stress oxidativo de nível basal.

<u>**PROCEDIMENTOS**</u>

A. <u>CAPEAMENTO INDIRECTO DA PASTA DE PAPEL: ABORDAGEM EM DUAS FASES</u>

Quando utilizados adequadamente, os procedimentos de capeamento pulpar direto e indireto têm o potencial de preservar a saúde, a função e a vitalidade da polpa. No caso do capeamento pulpar indireto, em que a preparação da cavidade está muito próxima da polpa mas sem exposição visível, têm sido defendidos vários protocolos de uma e duas fases. Com técnicas de remoção de cáries em duas fases ou por etapas, toda a dentina cariada é normalmente removida das paredes e da junção dentino-esmalte do preparo cavitário. Uma camada de dentina cariada profunda, que é normalmente descolorida mas firme, pode ser deixada no fundo da preparação se a sua remoção puder causar uma exposição pulpar. Tipicamente, um revestimento como o hidróxido de cálcio [$Ca(OH)_2$] é então colocado e sobreposto por uma restauração provisória como o óxido de zinco e eugenol ou ionómero de vidro.

De importância vital com esta técnica é a colocação de uma restauração provisória bem selada durante vários meses, que isola quaisquer cáries e bactérias remanescentes do ambiente oral. De facto, em termos de prevenção de cáries e de remineralização/reorganização da dentina, vários estudos sugerem que o fornecimento de um selamento e o sepultamento de bactérias residuais para impedir a progressão da cárie é mais importante do que qualquer base ou revestimento específico colocado inicialmente. Como exemplo, um estudo clínico recente que restaurou lesões cariosas profundas utilizando um protocolo de capeamento pulpar indireto em duas fases que utilizou um provisório de ionómero de vidro modificado por resina (RMGI) com e sem a colocação prévia de um revestimento de hidróxido de cálcio não encontrou qualquer benefício clínico na utilização desse revestimento.

Após vários meses, e assumindo que tudo corre bem durante o período experimental provisório (ou seja, sem sinais ou sintomas de dor ou patologia), o paciente regressa para o segundo passo do procedimento de capeamento pulpar indireto em duas fases. Embora existam variações nos materiais e na técnica, o provisório é normalmente removido, a cárie remanescente é removida para o tecido duro e é colocada uma restauração final. Espera-se que algum grau de remineralização da dentina, juntamente com a formação de dentina reparadora e ponte de dentina, tenha ocorrido durante o intervalo de tempo entre a primeira e a segunda consulta, permitindo a remoção de cáries residuais durante a segunda consulta sem expor a polpa.

Embora vários estudos e relatos de casos apoiem ou defendam vários procedimentos de capeamento pulpar indireto em duas fases, muitos dentistas não se sentem confortáveis em deixar cáries residuais nas suas preparações cavitárias e preferem remover todas as cáries na consulta inicial, mesmo com o risco de exposição pulpar.

Capeamento indireto da pasta: Abordagem numa só etapa

Com as técnicas de capeamento pulpar indireto de uma fase, normalmente toda ou a maior parte da cárie é removida na consulta inicial, é colocado algum tipo de material de capeamento pulpar indireto em estreita aproximação, mas não em contacto direto com a polpa, e é colocada a restauração final, tudo na mesma consulta. Uma técnica comum consiste em remover apenas a "dentina infetada" (dentina desmineralizada com colagénio desnaturado, infiltrada por bactérias e irreparavelmente danificada), deixando a "dentina afetada" no local (dentina também desmineralizada, mas com a estrutura de colagénio ainda praticamente intacta, sem bactérias e ainda com potencial de remineralização). Tipicamente, a dentina afetada é então coberta com uma base e/ou um revestimento na esperança de que, com o tempo, se remineralize, formando uma dentina dura livre de bactérias. Embora isto pareça razoável em teoria, a realidade clínica é que pode ser extremamente difícil diferenciar entre dentina infetada e afetada. As soluções de deteção de cáries (tipicamente propilenoglicol misturado com vários corantes) que, em princípio, coram apenas o colagénio desnaturado da dentina infetada, podem ser adjuvantes úteis a este respeito, mas a sua precisão é questionável e é duvidoso que indiquem com certeza que todas as cáries activas foram ou não removidas.

A técnica que o autor prefere é a utilização criteriosa de soluções de deteção de cáries em conjunto com a utilização cuidadosa e minuciosa de critérios tácteis e visuais para avaliar o estado de cárie da dentina durante a escavação e preparação da cavidade. Além disso, os dentistas devem estar conscientes de que é mais difícil prever a adesão direta à dentina profunda afetada por cáries do que à dentina normal, porque a dentina afetada por cáries é diferente em termos de características morfológicas, químicas e físicas. Muitos dentistas preferem colocar algum tipo de base ou revestimento em preparações de cavidades profundas antes da utilização de um sistema adesivo e da colocação da restauração final. Uma técnica que tem funcionado bem para o autor quando se trata de dentina profunda afetada por cáries é desinfetar primeiro o substrato com uma solução aquosa de digluconato de clorexidina a 2% (por exemplo, Cavity Cleanser™ , BISCO, bisco.com; Concepsis® , Ultradent Products, ultradent.com), seguido da colocação de um revestimento RMGI (por exemplo, Vitrebond™ , 3M, 3m.com; Fuji Lining™ LC, GC America, gcamerica.com). O revestimento RMGI é colocado numa camada fina (≤1 mm) antes da colocação de um agente de ligação à dentina e da restauração de compósito. Os estudos clínicos in vivo apoiam este protocolo geral.

Os revestimentos RMGI têm vários atributos positivos, incluindo boas propriedades adesivas e de selamento através da interação micromecânica e química com a dentina.

São simples de misturar e colocar, libertam elevados níveis sustentados de flúor, têm propriedades antimicrobianas significativas e baixa solubilidade, e apresentam um módulo de elasticidade favorável e um coeficiente de expansão e contração térmicas (semelhante ao da dentina). Para além disso, os revestimentos RMGI demonstraram em muitos estudos que ajudam a reduzir a formação de fendas e a microinfiltração. Embora existam provas científicas e anedóticas que apoiam a utilização de revestimentos RMGI na proximidade da polpa (mas não em contacto direto com ela), a sua utilização como agentes de capeamento pulpar direto é geralmente contra-indicada na literatura. Claramente, a espessura da dentina remanescente, que é muito difícil de aceder clinicamente, tem um efeito na resposta pulpar a qualquer material de capeamento pulpar indireto. O autor já discutiu em pormenor a utilização de revestimentos RMGI como agentes indirectos de capeamento pulpar.

B. <u>CAPEAMENTO DIRECTO DA PASTA</u>

O capeamento pulpar direto é utilizado quando a polpa está visivelmente exposta (exposição pulpar vital) devido a cáries, traumatismo ou insulto iatrogénico, como a exposição acidental durante a preparação do dente ou a remoção de cáries. O procedimento envolve normalmente a paragem de qualquer hemorragia pulpar seguida de cobertura e selagem do tecido pulpar exposto de alguma forma para preservar a sua saúde, função e viabilidade. O hidróxido de cálcio tem sido tradicionalmente considerado o "padrão de ouro" e é o material mais utilizado neste domínio. Isto deve-se em parte à sua capacidade de se dissociar em iões de cálcio e hidroxilo, ao seu pH elevado, às suas propriedades antibacterianas e à aparente capacidade de estimular os odontoblastos e outras células pulpares de várias formas para formar dentina reparadora. Estudos demonstraram também que o pH elevado do hidróxido de cálcio causa necrose de coagulação superficial onde entra em contacto com a polpa. Isto proporciona um grau de hemostase e estimula a formação de tecido mineralizado e de pontes de dentina.

Muito provavelmente, outra razão para a utilização generalizada do hidróxido de cálcio como agente de capeamento pulpar direto em exposições vitais é porque esta é a técnica que a maioria dos dentistas aprendeu na escola dentária. De um modo geral, os dentistas utilizam aquilo que conhecem, com que se sentem confortáveis e com que tiveram um grau razoável de sucesso. Mesmo quando surgem técnicas e materiais mais recentes e potencialmente superiores, a mudança pode ser lenta. "A ciência e a tecnologia revolucionam as nossas vidas, mas a memória, a tradição e o mito enquadram a nossa reação." Apesar de, por vezes, se conseguirem resultados bem sucedidos com tampões de polpa direta de hidróxido de cálcio, o hidróxido de cálcio tem desvantagens significativas, incluindo a falta de capacidades adesivas e de selagem inatas, propriedades físicas fracas e dissolução ao longo do tempo. Para além disso, alguns estudos mostram que a ponte de dentina formada sob os tampões pulpares de hidróxido de cálcio contém múltiplos defeitos de "túnel" e porosidades.

Embora tenha sido aceite há muito tempo que o hidróxido de cálcio tem propriedades antimicrobianas significativas (a maioria dos estudos apoia este facto), pelo menos um estudo questiona este pressuposto. Estudos clínicos a longo prazo mostram que as taxas de sucesso com capeamentos pulpares de hidróxido de cálcio em exposições cariosas são altamente variáveis, geralmente imprevisíveis e muitas vezes sem sucesso. Faz sentido desenvolver e testar medicamentos para o capeamento pulpar direto que ultrapassem algumas das deficiências do hidróxido de cálcio e que tenham o potencial de proporcionar resultados clínicos mais consistentes e previsíveis.

Em 1824, Joseph Aspdin, um pedreiro britânico, obteve uma patente para um cimento que formulou na sua cozinha. O inventor aqueceu uma mistura de calcário e argila finamente moídos e moeu a mistura até se tornar num pó, criando um cimento hidráulico (que endurece com a adição de água). Aspdin deu ao produto o nome de cimento Portland porque o cimento endurecido se assemelhava a uma pedra extraída na Ilha de Portland, ao largo da costa britânica. Atualmente, são utilizadas várias versões e formulações do cimento Portland de Aspdin para criar tudo, desde blocos de betão, vigas de suporte, argamassa e lajes de fundação para estradas, edifícios e pátios de quintais. Aspdin não tinha forma de saber que, cerca de 170 anos após a sua descoberta, este mesmo produto iria constituir a espinha dorsal de uma nova classe de materiais dentários "bioactivos" à base de silicato de cálcio e alumina, um dos quais era o agregado de trióxido mineral (MTA).

REGENERAÇÃO DA DENTINA

A endodontia regenerativa tem como objetivo restaurar a função pulpar normal em dentes necróticos e infectados, restaurando funções protectoras, tais como a imunidade pulpar inata, a reparação pulpar através da mineralização e a sensibilidade pulpar. Na medicina dentária regenerativa, o DPC é um procedimento de tratamento que utiliza as capacidades regenerativas das células da polpa dentária humana, já descritas anteriormente. O capeamento pulpar tem como objetivo facilitar a cicatrização da polpa lesada, utilizando materiais bioactivos para assegurar a formação de tecido mineralizado ou ponte de dentina. A utilização deste método pode ser uma alternativa mais conservadora ao tratamento do canal radicular nos casos em que a polpa tenha sido exposta devido a uma lesão reversível ou não apresente sintomas de inflamação. Foram efectuados numerosos estudos para avaliar a eficácia dos materiais DPC com os seguintes resultados: vitalidade da polpa, formação de pontes de dentina, inflamação e presença de bactérias. Acima de tudo, a análise histológica continua a ser o padrão de referência para determinar o estado da polpa e a formação de pontes de dentina. Recentemente, o cimento à base de silicato de cálcio tem sido considerado como o material mais adequado para o capeamento pulpar como substituto de tecidos duros de superfície ativa devido à sua excelente bioatividade e biocompatibilidade. São amplamente utilizados para tratamentos conservadores, como o capeamento pulpar direto/indireto, a apexificação, a apexogénese e a reparação de furca, devido à sua biocompatibilidade, ligação química com a estrutura dentária, características de fácil manuseamento e boa capacidade de selamento. Três autores independentes realizaram as buscas, e as informações foram extraídas por meio de um formato de dados estruturados. Um total de quarenta estudos (21 em humanos e 19 em animais) foram incluídos. Os exames histológicos mostraram a formação completa/parcial/incompleta de ponte de dentina/dentina reparadora durante o processo de cicatrização pulpar em diferentes períodos de acompanhamento, utilizando diferentes materiais de capeamento. O agregado de trióxido mineral (MTA) e o Biodentine podem induzir a regeneração da dentina quando aplicados sobre a polpa exposta. Esta revisão sistemática permite concluir que o MTA e as suas variantes têm uma melhor eficácia no procedimento DPC para a regeneração da dentina.

ENDURECIMENTO DA DENTINA DESMINERALIZADA

Nos últimos anos, o conceito de intervenção mínima (IM) para salvar o máximo possível de dentina sã e minimizar a invasão tornou-se generalizado no tratamento da cárie dentária. As razões para este facto incluem os avanços na investigação patológica da dentina cariada e o desenvolvimento de resinas de ligação à dentina. Fusayama et al referiram que a dentina cariada pode ser classificada na camada exterior, na qual a dentina foi desmineralizada e a fibra de colagénio desintegrada por bactérias cariogénicas, e na camada interior, na qual não existem bactérias cariogénicas, embora a dentina esteja parcialmente desmineralizada devido aos efeitos das bactérias cariogénicas. Foi desenvolvido um líquido para a deteção de cáries dentárias como um indicador para distinguir entre estas duas camadas e tem sido amplamente utilizado para a remoção de cáries. Enquanto a camada exterior que fica tingida pelo líquido tem de ser removida, foi relatado que a remineralização fisiológica ocorre na camada interior, que não é tingida pelo líquido, após a reparação para a preservar ativamente. No entanto, há muitos casos em que a extirpação da polpa torna-se inevitável quando a cárie avança para as partes mais profundas da dentina adjacente à polpa dentária e quando a remoção total da dentina infetada resultaria em exposição pulpar. Nestes casos, recomenda-se o capeamento pulpar indireto atraumático (AIPC), no qual se evita a extração da polpa, mas se tenta a sua preservação, deixando intencionalmente a dentina infetada adjacente à polpa para colar uma formulação de hidróxido de cálcio ou um cimento de policarboxilato combinado com uma preparação de tanino-fluoreto, e promovendo a esterilização e remineralização da dentina infetada que foi deixada, bem como a formação de dentina terciária (dentina preparativa). A remineralização da dentina desmineralizada através da colagem de uma formulação de hidróxido de cálcio ou cimento de policarboxilato combinado com a preparação de tanino-fluoreto foi examinada por vários métodos, incluindo exame de dureza, exame de raios X, exame bacteriológico e exame histopatológico, e foi relatada como eficaz. Embora a dureza seja um indicador de especial importância clínica, houve poucos exames que utilizassem indicadores objectivos até Matsuda et al terem relatado os resultados da medição da dureza da dentina cariada na cavidade oral ao longo do tempo após a utilização de uma formulação de hidróxido de cálcio ou de um agente capeador da polpa combinado com o agente HY com o Cariotester, um instrumento para medir a dureza da dentina cariada desenvolvido por Shimizu et al. Os seus resultados mostraram que a dureza que poderia ser considerada sólida não recuperou em 3 meses, apesar de a dentina desmineralizada ter endurecido dependendo da concentração de Ca. Neste estudo, medimos a dureza da dentina desmineralizada ao longo do tempo com o Cariotester após a utilização do novo agente de capeamento pulpar ou do cimento MTA. Também colámos um agente despolpante melhorado na dentina desmineralizada, que preparámos utilizando uma solução de ácido lático, para medir os valores de dureza Knoop das superfícies coladas após 1 mês e 3 meses. Também relataram a eficácia do agente de capeamento pulpar através da observação de imagens SEM das superfícies coladas com o agente de capeamento pulpar.

EFICÁCIA DAS NOVAS TECNOLOGIAS BIOMIMÉTICAS DE REMINERALIZAÇÃO

A cárie dentária é uma das doenças crónicas mais prevalentes e afecta indivíduos de todas as idades. Inicia-se com a desmineralização do mineral do dente por ácidos orgânicos produzidos pela fermentação de açúcares da dieta pelas bactérias da placa dentária. Continua a ser um importante problema de saúde pública em todo o mundo, apesar da diminuição da sua prevalência na maioria dos países desenvolvidos, graças à utilização de produtos de higiene oral que contêm flúor. O flúor é considerado uma estratégia importante na gestão da cárie e da erosão. Embora a remineralização mediada pelo flúor seja a base das actuais abordagens ao tratamento da cárie, a remineralização das lesões subsuperficiais do esmalte (LSE) pelo flúor, para formar fluorhidroxiapatite, é limitada pela biodisponibilidade dos iões de cálcio. Consequentemente, o desenvolvimento de novas terapias de remineralização que forneçam iões de cálcio biodisponíveis tem sido uma prioridade nas últimas duas décadas. Os princípios da medicina dentária minimamente invasiva ditam a necessidade de medidas clinicamente eficazes para remineralizar as ESLs, tanto por razões estruturais como estéticas. As ESLs, também conhecidas como lesões de mancha branca, nas superfícies vestibulares de dentes anteriores após a terapia ortodôntica, podem ser um problema estético que resulta na insatisfação do paciente, bem como uma preocupação constante com a progressão para cavitação e a necessidade de restauração. A prevalência de ESLs entre pacientes ortodônticos pode chegar a 96%.

Os últimos avanços nas tecnologias de remineralização envolvem a biomimética de vários elementos dos sistemas naturais de mineralização na saliva e na formação do esmalte. Estes elementos são os veículos de entrega de iões semelhantes às proteínas salivares estabilizadoras do cálcio e os modelos de nucleação de hidroxiapatite, semelhantes à hidroxiapatite ou semelhantes às proteínas do esmalte. Exemplos de tecnologias biomiméticas relacionadas com estes elementos são os nanocomplexos de fosfopéptido de caseína estabilizados com fosfato de cálcio amorfo (CPP-ACP) baseados na proteína salivar Statherin; o vidro bioativo BioMin F como local de nucleação semelhante à hidroxiapatite e modelo de libertação de iões e o péptido modelo de auto-montagem P11-4 como biomimético da amelogenina.

No caso da tecnologia biomimética CPP-ACP, a CPP contém a sequência -Ser(P)-Ile/Leu-Ser(P)-Ser(P)-Ser(P)-Ser(P)-Glu-Glu- que estabiliza soluções supersaturadas de iões de cálcio, fosfato e fluoreto para produzir nanocomplexos electroneutros de fosfopeptídeo de caseína-fosfato de cálcio fluoreto amorfo (CPP-ACFP). Os CPP são biomiméticos da proteína salivar Statherin, que contém a sequência Asp-Ser(P)-Ser(P)-Glu-Glu-; no entanto, devido ao maior teor de Ser(P), afirma-se que os CPP são superiores aos Statherin na sua capacidade de estabilizar e fornecer iões de cálcio, fosfato e fluoreto para remineralizar as ESL.

A tecnologia de modelo de mineralização biomimética BioMin bioglass baseia-se no fosfosilicato de fluoro-cálcio, que se afirma difundir-se nas ESL, libertar iões e proporcionar um local de nucleação semelhante à hidroxiapatite para a formação de fluorhidroxiapatite. Por último, o péptido P11-4 da tecnologia biomimética da amelogenina (Curodont™ Repair) também se difunde nas ESL e actua como um modelo de auto-montagem para a remineralização. O péptido de auto-montagem P11-4 tem a sequência de aminoácidos: Ace-Gln-Gln-Arg-Phe-Glu-Trp-Glu-Phe-Glu-Gln-Gln-NH$_2$

que apresenta propriedades físico-químicas semelhantes às dos péptidos derivados da amelogenina que actuam como modelos para a mineralização do esmalte. Foi referido que a matriz fibrilar do P11-4 tem uma elevada afinidade para iões Ca^{2+} e actua como nucleador para a formação de novo de hidroxiapatite (HA), resultando na remineralização do corpo da lesão.

Embora o desenvolvimento de novos sistemas biomiméticos de remineralização tenha progredido significativamente nos últimos anos, BioMin F e Curodont Repair são novos produtos de higiene oral e não existem provas independentes suficientes para avaliar o seu verdadeiro potencial clínico. Assim, o objetivo deste projeto foi comparar a eficácia in vitro de (i) Tooth Mousse (TM) contendo CPP-ACP, (ii) Tooth Mousse Plus (TMP) contendo CPP-ACFP com 900 ppm F, (iii) BioMin F contendo fosfosilicato de fluoro-cálcio com 590 ppm F, e (iv) Curodont Repair contendo o péptido auto-montante P11-4, para remineralizar lesões da subsuperfície do esmalte. A hipótese nula do estudo era que não seria detectada qualquer diferença significativa no conteúdo mineral da lesão ou na profundidade da lesão após o tratamento com cada uma destas tecnologias.

NANOCOMPÓSITO DE FOSFATO DE CÁLCIO NA REMINERALIZAÇÃO IN VITRO DE LESÕES DENTINÁRIAS HUMANAS

Os avanços nas composições de resina, nas partículas de carga e na interface resina-carga melhoraram as propriedades dos compósitos. No entanto, o tempo de vida das restaurações em compósito é limitado por propriedades inferiores, tais como a contração da polimerização/formação de tensão, fratura, resistência à abrasão e ao desgaste, e fuga marginal. A fuga marginal pode resultar na formação de cáries secundárias, a principal razão para o insucesso das restaurações em compósito.

Uma abordagem promissora para combater a cárie é a utilização de compósitos contendo partículas de fosfato de cálcio (CaP). Foi demonstrado que estes compósitos libertam iões de cálcio (Ca) e fosfato (P) e remineralizam as lesões dentárias *in vitro*, *in situ* no ambiente oral e *in vivo* em voluntários humanos. O crescimento mineral nas lesões dentárias pode ser estimulado através do aumento das concentrações de cálcio e fosfato no interior da lesão para níveis superiores aos existentes nos fluidos orais. De facto, as lesões subsuperficiais do esmalte foram remineralizadas por uma solução de CPP-ACP. Nesta abordagem, o CPP-ACP foi incluído numa pastilha elástica sem açúcar para controlar a cárie dentária *através da* remineralização ativa e da estimulação salivar. Além disso, o ACP foi adicionado aos selantes para libertar níveis supersaturantes de iões de cálcio e fosfato, conduzindo a termodinâmica da solução para a formação de apatite. Uma desvantagem dos compósitos de CaP anteriores para restaurações dentárias era o facto de estes compósitos utilizarem partículas de CaP tradicionais e terem propriedades mecânicas baixas, que eram inadequadas para restaurações em massa.

Estudos recentes referem novos nanocompósitos contendo nanopartículas de CaP e CaF_2 com tamanhos de cerca de 50-100 nm. As nanopartículas de fosfato de cálcio amorfo (NACP) com um tamanho de 116 nm foram sintetizadas *através de* uma técnica de secagem por pulverização. Os nanocompósitos contendo NACP são vantajosos devido ao pequeno tamanho e à elevada área de superfície das nanopartículas. Um estudo anterior mostrou que o nanocompósito de NACP tinha propriedades mecânicas duas vezes superiores às dos compósitos de CaP tradicionais. O nanocompósito NACP neutralizou os ataques de ácido, enquanto os controlos comerciais não conseguiram neutralizar o ácido. Além disso, os compósitos que continham nanopartículas de CaP libertavam substancialmente mais iões do que os que continham partículas de tamanho micrométrico com o mesmo nível de enchimento, e os nanocompósitos de CaP possuíam uma força muito maior, resistência à fratura e resistência ao desgaste do que os compósitos de CaP tradicionais. Recentemente, foi demonstrado que os nanocompósitos de NACP remineralizam lesões no esmalte humano num modelo *in vitro*. Além disso, o nanocompósito NACP demonstrou reduzir as cáries em esmalte num modelo humano *in-situ*. A remineralização do esmalte foi parcialmente possibilitada pela presença de cristais minerais residuais, que resultaram na formação de apatite mineral a partir da difusão de iões de cálcio e fosfato na lesão cariosa. No entanto, os estudos anteriores centraram-se no esmalte sem testar o efeito do nanocompósito NACP na dentina.

A dentina contém 70% de apatite carbonatada, 20% de matriz orgânica (principalmente colagénio) e 10% de água. Quando se formam lesões na dentina, a fase mineral é danificada e pode ser destruída. À medida que o ataque carioso progride, as fibras de colagénio são expostas e degradadas, levando a uma diminuição das propriedades mecânicas da dentina. Na dentina desmineralizada, ao contrário do esmalte, existem menos cristais residuais de sementes minerais presentes, o que pode dificultar a remineralização da dentina em comparação com o esmalte. Clinicamente, o tratamento das lesões de dentina cariada depende da profundidade da lesão. Em lesões superficiais a moderadas, o material cariado pode ser completamente removido e restaurado com compósito, amálgama ou ionómero de vidro. Em lesões profundas assintomáticas, onde existe o risco de exposição pulpar, mas a restauração da função dentária é possível, a remoção parcial da dentina cariada pode ser considerada a abordagem clinicamente conservadora. O tratamento pode envolver uma tentativa de remineralizar a dentina desmineralizada através do tratamento pulpar indireto ou da remoção gradual da cárie. No tratamento pulpar indireto, a maior parte da lesão cariosa é removida e a preparação da cavidade acabada é revestida com um material remineralizante (hidróxido de cálcio, ionómero de vidro modificado por resina, *etc.*) e a restauração final é colocada para proporcionar um bom selamento. A remoção gradual da cárie é um processo de 2 passos, que requer a remoção da dentina menos cariada, seguida de uma colocação provisória de cimento de ionómero de vidro para ajudar na remineralização. Após vários meses, a remineralização é avaliada e, se for bem sucedida, é colocada uma restauração definitiva.

Embora se tenha demonstrado que os nanocompósitos de CaP libertam mais iões de Ca e P e possuem propriedades mecânicas muito melhores do que os compósitos de CaP tradicionais, a remineralização da cárie dentária *através de* nanocompósitos contendo NACP ainda não foi relatada.

<u>**POSSÍVEIS COMPLICAÇÕES E INSUCESSO DO TRATAMENTO APÓS A TERAPIA DA POLPA VITAL**</u>

O insucesso do tratamento e as complicações após a pulpotomia em dentes com pulpite irreversível podem incluir necrose pulpar e periodontite apical, fratura da raiz cervical em dentes jovens e calcificação do canal pulpar. A necrose pulpar em dentes tratados com VPT pode ser o resultado de uma desinfeção pulpar incompleta, diagnóstico impreciso do estado da polpa ou microinfiltração da restauração coronal. Os insucessos precoces, nos primeiros 6 meses, reflectem normalmente uma avaliação incorrecta do estado inflamatório da polpa, nos casos em que a polpa estava infetada e inflamada para além da reparação; isto realça o facto de que nem todos os dentes em que a hemostase é alcançada após a TPV serão bem sucedidos. Pelo contrário, os insucessos tardios reflectem geralmente a reinfeção do espaço pulpar através de uma restauração com fugas ou fracturada. A calcificação completa do canal pulpar geralmente não é uma preocupação após a pulpotomia, com alguns estudos relatando o estreitamento do canal. No entanto, esta avaliação é feita a partir de uma radiografia bidimensional em que a angulação do feixe de raios X e a sobreposição das raízes impedem uma avaliação exacta. A formação de pontes de dentina pode ser observada em alguns casos sob uma pulpotomia parcial ou total, e é isso que pretendemos com a TPV, estimular a dentina reparadora que irá selar a ferida pulpar. Em caso de insucesso futuro do tratamento, a relocalização dos canais não é geralmente uma preocupação, tendo em conta o armamento de ponta e a ampliação na prática endodôntica atual.

AS CARACTERÍSTICAS MAIS IMPORTANTES DE UM CAPEAMENTO PULPAR CLINICAMENTE BEM SUCEDIDO SÃO

1) Manutenção da vitalidade da polpa.

2) Ausência de sensibilidade ou dor indevidas.

3) Respostas inflamatórias pulpares mínimas.

4)Capacidade da polpa de se manter sem degeneração progressiva, como se pode constatar através de observação radiográfica.

CONCLUSÃO

A noção de biomimética em medicina dentária tem muita importância e foram realizados muitos estudos, quer para modificar o material existente, quer para desenvolver um novo material. É mais provável que seja bem sucedido, tenha um melhor prognóstico e tenha uma biocompatibilidade superior se o tecido dentário perdido for substituído em vez de uma substituição ligeira com materiais dentários. A dentina, o esmalte, o cemento e a polpa que foram perdidos podem ser substituídos com sucesso através da medicina dentária biomimética, abrindo uma nova era na medicina dentária. Nas últimas décadas, assistiu-se a um enorme crescimento no campo da medicina dentária. No entanto, cada procedimento tem as suas próprias desvantagens e limitações devido à complexa estrutura natural do dente. Por conseguinte, a utilização de materiais biomiméticos que possam restaurar com sucesso o esmalte destruído, a dentina, a junção dentino-esmalte, o cemento e até o tecido pulpar será necessária no futuro da medicina dentária. O desenvolvimento de um substituto que restaure ou imite o tecido dentário natural está em curso. Além disso, o papel de várias moléculas e materiais biomiméticos requer um estudo mais aprofundado

O desenvolvimento de terapias minimamente invasivas de base biológica com o objetivo de preservar a vitalidade da polpa continua a ser o tema chave da endodontia clínica contemporânea. Os presentes resultados confirmam que tanto o MTA como o Biodentine são materiais fiáveis na questão da indução da formação de pontes de dentina, mantendo uma polpa vital em procedimentos de capeamento pulpar direto e indireto

O hidróxido de cálcio é um agente de capeamento pulpar eficaz que pode promover a formação de pontes de dentina e estimular a dentinogénese reparadora, que é fundamental para manter a vitalidade da polpa dentária. Embora tenha uma resistência à compressão e à flexão, adesão e resistência ao desgaste relativamente baixas, estas propriedades não são tão importantes para a sua utilização no capeamento pulpar como as suas propriedades biológicas. O material também pode apresentar propriedades antibacterianas e tem uma baixa citotoxicidade, o que aumenta ainda mais a sua eficácia como agente de capeamento da polpa.

Os MTAs reforçados com antibacterianos apresentaram propriedades citotóxicas reduzidas quando comparados com os MTAs convencionais. O Biodentine foi associado à maior viabilidade celular em todos os períodos de tempo. Melhorar as propriedades destes cimentos bioactivos pode ser extremamente benéfico e conduzirá a resultados clinicamente superiores, sendo necessários mais estudos a este respeito.

BIBLIOGRAFIA

1. Paryani M, Bhojwani PR, Ikhar A. Evolution of Biomimetic Approaches for Regenerative and Restorative Dentistry (Evolução das abordagens biomiméticas para a medicina dentária regenerativa e restauradora). Cureus 2023; 15(1): 33936.

2. Kahler B, Taha NA, J Lu, Saoud TM. Aus Dent J 2023; 68(1): S110-S122.

3. Varma et al. Agente de capeamento de polpa de hidróxido de cálcio: Uma visão geral da composição, propriedades e aplicações clínicas. J Zool 2023; 44 (10): 63-72.

4. Varghese NS, Gurunathan D. Revisão da literatura sobre as propriedades e estudos efectuados sobre o Biodentine como agente de reabilitação da polpa. J Popul Ther Clin Pharmacol 2023; 30(16): 171-178.

5. Chakravorty A, Ravindran V, Jeevanandan G. A avaliação citotóxica do agregado de trióxido mineral reforçado com antibacteriano em comparação com os cimentos biocerâmicos disponíveis no mercado utilizando o ensaio de metil-tiazoldifenil-tetrazólio (MTT) em células estaminais da polpa dentária humana: Um Estudo In Vitro. Cureus 2023; 15(11): e49691.

6. Poggio C, Ceci M, Beltrami R, Dagna A, Colombo M, Chiesa M. Biocompatibilidade de um novo cimento de capeamento da polpa. Ann Stomatol 2014; 5(2): 69-76.

7. Sibonil F, Taddei P, Prati C, Gandolfi MG. Propriedades dos cimentos NeoMTA Plus e MTA Plus para endodontia. Int End J 2017; 50: 83-94.

8. Al-Saudia KW, Nabih SM, Farghaly AM, AboHager EAA. Reparação pulpar após capeamento pulpar direto com novos materiais biocerâmicos: Um estudo histológico comparativo. The Saudi Dent J 2019; 31(4): 469-475.

9. Sinkar RC, Patil SS, Jogad NP, Gade VJ. Comparação da capacidade de selamento do ProRoot MTA, RetroMTA e Biodentine como materiais de reparação de furca: Uma análise espectrofotométrica ultravioleta. J Conserv Dent 2015; 18: 445-448.

10. Kunert M, Lukomska-Szymanska M. Bio-inductive Materials in Direct and Indirect Pulp Capping - A Review Article (Materiais bioindutivos no capeamento direto e indireto da pasta de papel). Mater 2020; 13(5): 1204.

11. Estrela C, Cintra LTA, Duarte MAH, Rossi-Fedele G, Gavini G, Sousa-Neto MD. Mecanismo de ação dos materiais endodônticos bioativos. Braz Dent J 2023; 34(1): 1-11.

12. Motwani N, Ikhar A, Nikhade P, Chandak M, Rathi S, Dugar M, Rajnekar R. Biocerâmica pré-misturada Um novo agente de capeamento da polpa. J Conserv Dent 2021; 24(2): 124-129.

10. Kunert M e Lukomska-Szymanska M. Bio-inductive Materials in Direct and Indirect Pulp Capping - A Review. Mater 2020; 13(5): 1204.

13. Sharma A, Thomas SM, Shetty N, Srikant N. Avaliação do capeamento pulpar indireto utilizando cimento à base de pozolana (ENDOCEM-Zr®) e agregado de trióxido mineral - Um ensaio controlado aleatório. J Conserv Dent 2020; 23(2): 152-157.

14. Guerrero-Gironés J, Alcaina-Lorente A, Ortiz-Ruiz C, Ortiz-Ruiz E, Pecci-Lloret MP, Rodríguez-Lozano FJ, Martínez CM, Ortiz-Ruiz AJ. A melatonina como

agente para o tratamento direto do capeamento da polpa. Int J Environ Res Public Health *2020;* 17*: 104.*

15. Alex G. Capeamento pulpar direto e indireto: um breve histórico, inovações de materiais e relato de caso clínico. Compend 2018; 39: 3.

16. Nie E, Yu J, Jiang R, Liu X, Li X, Islam R, Alam MK. Eficácia dos Materiais Bioactivos de Capeamento Direto da Polpa na Regeneração da Dentina: Uma revisão sistemática. Mater 2021: 14: 6811.

17. Kenshiro S, Kenzo Y, Reiko K, Kazushi Y, Kazuyo Y. Estudo sobre o endurecimento da dentina desmineralizada com os novos agentes de revestimento da polpa que contêm vidro bioativo. J Dent Preserv 2020; 63(1):1-13.

18. Shen P, Fernando JR, Yuan Y, Reynolds C, Reynolds EC. Eficácia comparativa de novas tecnologias de remineralização biomimética. Biomimética 2023; 8: 17-27.

19. Weir MD, Ruan J, Zhang N, Chow LC, Zhang K, Chang X, Bai Y, Xu HHK. Efeito do nanocompósito de fosfato de cálcio na remineralização *in vitro* de lesões de dentina humana. Dent Mater 2017; 33 (9): 1033-1044.

20. Tran X V, Salehi H, Truong M T, Sandra M, Sadoine J, Jacquot B, Cuisinier F, Chaussain C, Boukpessi T. Caracterização do tecido mineralizado reparador após o capeamento direto da polpa com cimentos à base de silicato de cálcio. Mater 2019; 12: 1-11.

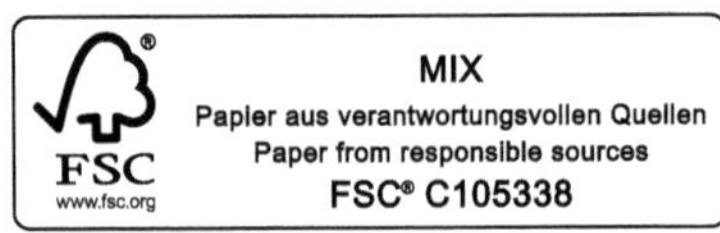

Printed by Books on Demand GmbH, Norderstedt / Germany